À propos des NCCN Guidelines for Patients®

National Comprehensive Cancer Network®

Saviez-vous que les meilleurs centres de lutte contre le cancer des États-Unis travaillent ensemble pour améliorer la prise en charge du cancer ? Cette alliance de centres de lutte contre le cancer de premier plan est appelée National Comprehensive Cancer Network® (NCCN®).

Les soins de cancérologie sont en constante évolution. Le NCCN élabore des recommandations en matière de prise en charge du cancer fondées sur des données probantes et utilisées par les prestataires de soins de santé du monde entier. Ces recommandations fréquemment mises à jour constituent les NCCN Clinical Practice Guidelines in Oncology (NCCN Guidelines®). Les NCCN Guidelines for Patients expliquent clairement ces recommandations de spécialistes pour les personnes atteintes d'un cancer et les aidants.

Ces NCCN Guidelines for Patients sont basées sur les NCCN Clinical Practice Guidelines in Oncology (NCCN Guidelines®) pour la maladie thromboembolique veineuse associée au cancer, version 2.2023 — 1er juin 2023.

Consulter gratuitement en ligne les NCCN Guidelines for Patients
NCCN.org/patientguidelines

Trouver un centre de lutte contre le cancer du NCCN près de chez vous
NCCN.org/cancercenters

Retrouvez-nous sur les réseaux

Soutiens

Les NCCN Guidelines for Patients sont financées par la NCCN Foundation®

La NCCN Foundation tient à exprimer sa reconnaissance aux entreprises suivantes, qui ont contribué à la mise à disposition de ces NCCN Guidelines for Patients : Bristol Myers Squibb et Pfizer Inc.

Le NCCN adapte, met à jour et héberge de manière indépendante les NCCN Guidelines for Patients. Les entreprises qui nous soutiennent ne participent pas à l'élaboration des NCCN Guidelines for Patients et ne sont pas responsables du contenu ni des recommandations émises.

Pour faire un don ou en savoir plus, visitez le site en ligne ou envoyez un e-mail à l'adresse suivante :

NCCNFoundation.org/donate

PatientGuidelines@NCCN.org

Table des matières

La NCCN Foundation vise à soutenir les millions de patients touchés par un diagnostic de cancer ainsi que leurs proches, en finançant et en distribuant les NCCN Guidelines for Patients. La NCCN Foundation s'engage également à faire progresser le traitement contre le cancer en finançant les médecins prometteurs américains, qui sont au centre de l'innovation dans la recherche contre le cancer. Pour plus de détails et pour le catalogue complet des ressources destinées aux patients et aux aidants, rendez-vous sur NCCN.org/patients.

National Comprehensive Cancer Network (NCCN) / NCCN Foundation
3025 Chemical Road, Suite 100
Plymouth Meeting, PA 19462, États-Unis

1

Caillots sanguins : ce qu'il faut savoir

Vous avez peut-être déjà entendu parler des caillots sanguins. Mais saviez-vous qu'il existe un lien étroit entre les caillots et le cancer ? Lisez ce chapitre pour savoir pourquoi les personnes atteintes d'un cancer devraient surveiller l'apparition des caillots sanguins.

Qu'est-ce qu'un caillot sanguin ?

Un caillot sanguin est un amas de sang gélatineux. Il est constitué de cellules appelées plaquettes qui se collent aux tissus du corps et les unes aux autres. Le caillot est renforcé par un réseau de fibrine qui retient les plaquettes collantes et emprisonne les globules rouges.

Normalement, les caillots sanguins se forment pour arrêter les saignements et se dissolvent ensuite. Il s'agit d'une réaction saine et protectrice de l'organisme. Néanmoins, il arrive qu'un caillot se forme à l'intérieur d'un vaisseau sanguin en l'absence de tout saignement. Ce type de caillot est appelé thrombus. Un thrombus qui se détache de la paroi du vaisseau et se déplace dans la circulation sanguine est appelé « un embole ».

Les thrombus et les emboles peuvent tous deux être dangereux. En effet, un thrombus peut devenir suffisamment gros pour bloquer la circulation sanguine. Quand la circulation sanguine est bloquée par un thrombus, on parle de thrombose ; quand elle est bloquée par un embole, on parle d'embolie. La thrombose et l'embolie peuvent entraîner des lésions ou des insuffisances organiques, une crise cardiaque ou un accident vasculaire cérébral.

Les caillots sanguins dangereux sont fréquents chez les personnes atteintes d'un cancer. Ils peuvent provoquer des problèmes de santé à vie. Ils sont également l'une des principales causes de décès. Des vies pourraient être sauvées si les caillots sanguins liés au cancer étaient mieux compris, prévenus et traités.

Caillot sanguin

Un caillot sanguin est un amas de sang épaissi. Il est constitué de plaquettes, de globules rouges et d'une protéine filamenteuse appelée fibrine. Un thrombus (illustré ici) est un type de caillot sanguin qui se forme à l'intérieur des vaisseaux sanguins.

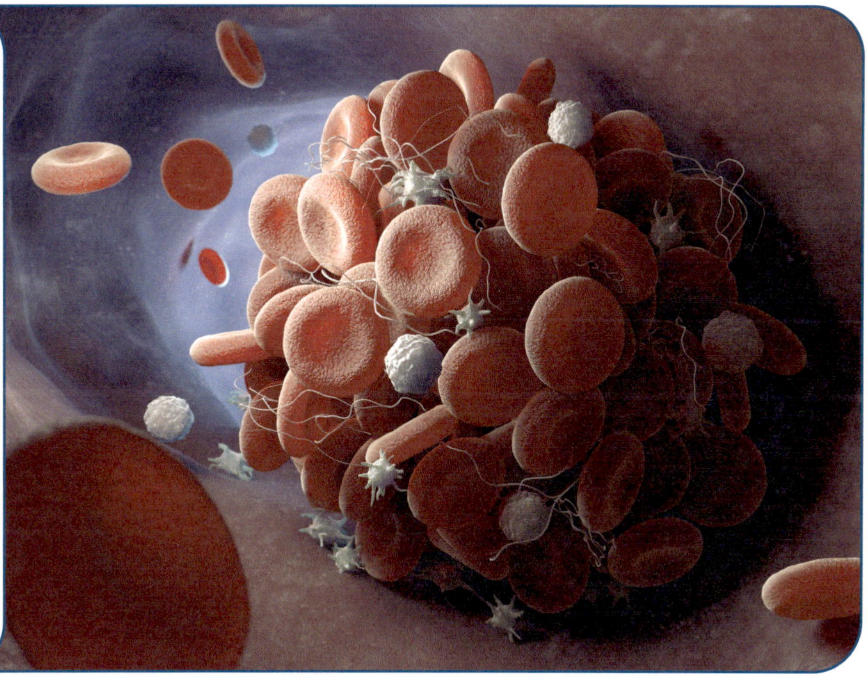

Pourquoi de nombreuses personnes atteintes d'un cancer ont-elles des caillots sanguins ?

Les personnes atteintes d'un cancer présentent généralement plusieurs facteurs de risque des caillots sanguins. Un facteur de risque est un élément qui augmente la probabilité d'une maladie. Les personnes atteintes d'un cancer présentent les mêmes facteurs de risque des caillots sanguins que les personnes qui n'ont pas de cancer. Elles présentent également des facteurs de risque liés au cancer.

Le cancer lui-même est un facteur de risque des caillots sanguins. Les personnes atteintes d'un cancer qui présentent le plus grand risque de formation de caillots sanguins ont :

- un type de cancer lié à un sang particulièrement collant ou à un ralentissement de la circulation sanguine ;
- un cancer actif qui n'est pas en rémission ni guéri ;
- un cancer qui s'est développé ou s'est propagé à d'autres parties du corps.

De nombreux types de traitements contre le cancer augmentent par ailleurs le risque de caillots sanguins. Les facteurs de risque des caillots liés au traitement sont les suivants :

- une intervention chirurgicale majeure ;
- un traitement médicamenteux agissant sur le corps entier, appelé traitement systémique, tel que la chimiothérapie, les inhibiteurs de kinases, l'immunothérapie, les modulateurs sélectifs des récepteurs des œstrogènes et les immunomodulateurs ;
- un dispositif implanté appelé dispositif d'accès veineux central (également appelé CVC ou cathéter veineux central).

Certains facteurs de risque des caillots sanguins sont aggravés par le cancer. Par exemple, les infections sont un facteur de risque, et le fait d'avoir un cancer vous rend plus susceptible de contracter des infections. Une longue période d'inactivité physique augmente également le risque de caillots sanguins. Or le cancer peut réduire votre activité physique en raison de la fatigue, du besoin de repos ou de l'alitement.

Cancers associés à un risque accru de caillots sanguins

- Leucémie aiguë
- Cancer de la vessie
- Cancer du cerveau
- Cancer du rein
- Lymphome
- Cancer du poumon
- Myélome multiple
- Syndromes myéloprolifératifs
- Cancer de l'ovaire
- Cancer du pancréas
- Cancer de l'estomac
- Cancer du testicule
- Cancer de l'utérus

Quel est le meilleur traitement contre les caillots sanguins ?

Il n'existe pas de traitement contre les caillots sanguins qui convienne parfaitement à toutes les personnes atteintes d'un cancer. Le meilleur traitement est celui qui vous convient le mieux. Il est important que vos soins de santé respectent les bonnes pratiques. Les bonnes pratiques s'appuient sur les dernières recherches et les pratiques des meilleurs centres de lutte contre le cancer. Cet ouvrage traite des bonnes pratiques face aux caillots sanguins liés au cancer.

Les anticoagulants sont des médicaments contre la formation des caillots. Ils sont essentiels à la prévention et au traitement des caillots sanguins. Les anticoagulants sont souvent appelés fluidifiants sanguins, bien qu'en réalité, ils ne fluidifient pas le sang. Ils ralentissent la capacité du corps à former un caillot sanguin.

Les anticoagulants pour prévenir la formation de caillots sanguins ne sont pas nécessaires chez toutes les personnes atteintes d'un cancer. Les soins préventifs sont mis en place lorsqu'il existe un risque accru de caillots. Lisez le chapitre 3 pour savoir qui est à risque et quelles sont les options en matière de soins préventifs.

Si un caillot se développe, le traitement sera adapté à votre cas. Lisez le chapitre 4 pour connaître les traitements possibles en fonction du type de caillot sanguin dont vous souffrez. Certains caillots sont traités immédiatement tandis que d'autres sont surveillés pour voir s'ils grossissent.

Les anticoagulants sont sans danger pour de nombreuses personnes atteintes d'un cancer, mais ils comportent des risques. Ainsi, si vous commencez à saigner, votre corps peut avoir des difficultés à arrêter le saignement. Lisez le chapitre 5 pour savoir quand contacter votre équipe soignante. Le chapitre 5 aborde également la nécessité d'un changement de traitement.

Points clés

- Les caillots sanguins sont des amas de sang épaissi. Ils peuvent causer des problèmes de santé à vie et sont parfois mortels s'ils bloquent la circulation sanguine.
- Le cancer et son traitement augmentent le risque de caillots. En effet, ils ralentissent la circulation sanguine ou rendent le sang collant.
- Les anticoagulants sont des médicaments qui préviennent et traitent les caillots sanguins.

“Les membres de votre équipe médicale sont votre plus grand allié, en particulier le personnel infirmier. Ils sont tous très compétents et s'efforcent sincèrement de vous aider autant qu'ils le peuvent.”

2

Dépister les caillots sanguins

Ce chapitre décrit les différents types de caillots sanguins. Apprenez quels sont les caillots sanguins auxquels vous pouvez être exposé(e). Découvrez également leurs symptômes, afin de pouvoir repérer un caillot sanguin à un stade précoce, lorsque le traitement est le plus efficace.

Caillots sanguins dangereux

Un thrombus est un caillot sanguin anormal à l'intérieur d'un vaisseau sanguin. Il peut apparaître dans une artère ou une veine. Les artères transportent le sang riche en oxygène du cœur vers l'ensemble du corps. Les veines ramènent au cœur le sang qui manque d'oxygène. Les caillots sanguins dans les veines ont des causes différentes et sont traités différemment des caillots dans les artères.

Maladie thromboembolique veineuse

La maladie thromboembolique veineuse est un blocage de la circulation sanguine par des caillots sanguins qui se sont formés dans les veines. Elle est plus fréquente que les autres types d'obstructions et les recherches sur sa prise en charge sont plus nombreuses. Les types courants de maladies thromboemboliques veineuses sont les suivants :

- la **thrombose veineuse profonde** est causée par un caillot sanguin dans une veine située loin de la surface de la peau ;
- la **thrombose veineuse superficielle** est causée par un caillot sanguin dans une veine proche de la surface de la peau ;
- la **thrombose veineuse splanchnique** est causée par un caillot sanguin dans certaines veines du système digestif ;
- l'**embolie pulmonaire** est un caillot sanguin qui s'est détaché et s'est coincé dans une artère à l'intérieur d'un poumon.

Les types de maladies thromboemboliques veineuses peuvent avoir des symptômes et des pronostics très différents. Le pronostic désigne

Thrombose veineuse profonde

La thrombose veineuse profonde est le type de caillot sanguin le plus courant. Lorsqu'il n'est pas traité, le caillot peut se libérer et se coincer dans une artère à l'intérieur d'un poumon. On parle alors d'embolie pulmonaire. Les embolies pulmonaires peuvent être mortelles.

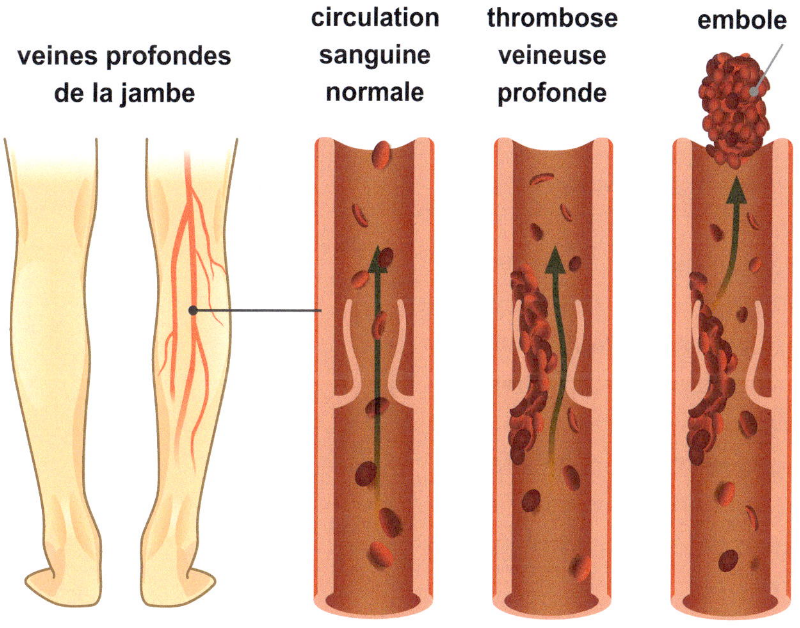

l'évolution et l'issue probables d'une maladie. Dans les sections suivantes, les facteurs de risque et les symptômes de chaque type de caillot sont expliqués.

Thrombose veineuse profonde

La thrombose veineuse profonde peut se produire dans n'importe quelle veine profonde, mais elle survient souvent dans les grosses veines des jambes. Elle est fréquente chez les personnes atteintes d'un cancer, en particulier celles qui suivent une chimiothérapie. En effet, un traitement administré par un cathéter dans une veine centrale augmente le risque de thrombose veineuse profonde. Ce type de cathéter est appelé dispositif d'accès veineux central (cathéter veineux central, CVC).

Des crampes continues dans le mollet constituent un symptôme de thrombose veineuse profonde. Les crampes peuvent ressembler à des contractures musculaires. Le gonflement d'un bras ou d'une jambe est un autre symptôme de la thrombose veineuse profonde. Votre membre peut être « lourd » ou douloureux. Vous pouvez présenter un gonflement du visage, du cou ou de la clavicule si le caillot se trouve dans ces zones et non dans un membre.

Les symptômes d'une thrombose veineuse profonde liée à un cathéter comprennent le gonflement d'un bras ou d'une jambe. Vous pouvez présenter un gonflement près de la clavicule ou dans le cou. En présence d'un caillot sanguin, le cathéter peut ne pas fonctionner comme il le devrait.

La thrombose veineuse profonde est grave. Contactez immédiatement votre équipe soignante si vous présentez l'un de ces symptômes.

Thrombose veineuse superficielle

La thrombose veineuse superficielle est fréquente chez les personnes atteintes d'un cancer, mais elle est moins dangereuse que les autres caillots. Néanmoins, contactez votre équipe soignante si vous présentez des symptômes. En effet, la thrombose veineuse superficielle peut se développer et atteindre les veines profondes.

Également appelée phlébite superficielle, la thrombose veineuse superficielle peut être causée par des injections dans les veines, comme la perfusion de chimiothérapie. D'autres facteurs de risque sont la chirurgie, l'inactivité physique prolongée et la prise

Les symptômes des caillots dans les membres

Les thromboses veineuses profondes et superficielles se produisent le plus souvent dans une jambe ou un bras. Le membre peut gonfler, devenir rouge ou douloureux. Chez certaines personnes, ces changements se produisent à un seul endroit, mais chez d'autres, tout le membre est touché.

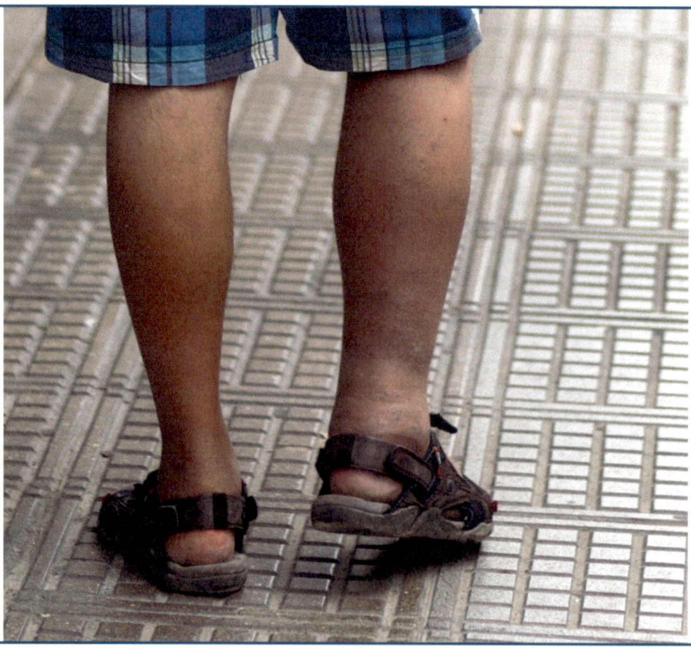

d'œstrogènes. La présence d'autres types de caillots augmente le risque de formation de caillots dans les veines superficielles. La thrombose veineuse superficielle peut survenir en même temps que la thrombose veineuse profonde.

La thrombose veineuse superficielle provoque plus souvent des symptômes que les autres caillots. Elle se produit souvent dans une jambe, mais les symptômes peuvent apparaître à d'autres endroits. La peau située à l'endroit du caillot peut être rouge, chaude et gonflée. La zone peut être très sensible au toucher. La veine peut être dure au toucher.

Thrombose veineuse splanchnique

Il existe plusieurs types de thromboses veineuses splanchniques. Chacun porte le nom de la veine dans laquelle se situe le caillot sanguin. Ces veines se trouvent dans l'abdomen, sous la poitrine.

- La **thrombose de la veine hépatique** se produit dans les veines qui transportent le sang du foie vers le cœur.
- La **thrombose de la veine porte** se produit dans la veine qui transporte le sang vers le foie.
- La **thrombose de la veine mésentérique** se produit dans les veines qui transportent le sang des intestins vers la veine porte.
- La **thrombose de la veine splénique** se produit dans la veine qui transporte le sang de la rate vers la veine porte.

La thrombose de la veine splénique n'est pas aussi fréquente que les autres types de caillots sanguins. Néanmoins, il faut savoir que le risque est plus élevé dans certaines situations. Le risque de thrombose veineuse splanchnique est plus élevé après une intervention chirurgicale dans l'abdomen. Le risque est également plus élevé lors d'un traitement à base d'œstrogènes.

Plusieurs maladies sont liées à la thrombose veineuse splanchnique. La pancréatite et les maladies chroniques du foie augmentent le risque de formation de ce type de caillot, tout comme les tumeurs dans l'abdomen. Le risque de caillot abdominal est élevé si vous souffrez de l'une de ces maladies sanguines : hémoglobinurie paroxystique nocturne ou syndrome myéloprolifératif.

Les symptômes des caillots dans l'abdomen

La thrombose veineuse splanchnique est causée par des caillots dans les veines digestives de l'abdomen. L'abdomen contient de nombreux organes, dont l'estomac. Les caillots abdominaux peuvent provoquer une douleur soudaine, un gonflement du ventre, des nausées et des vomissements.

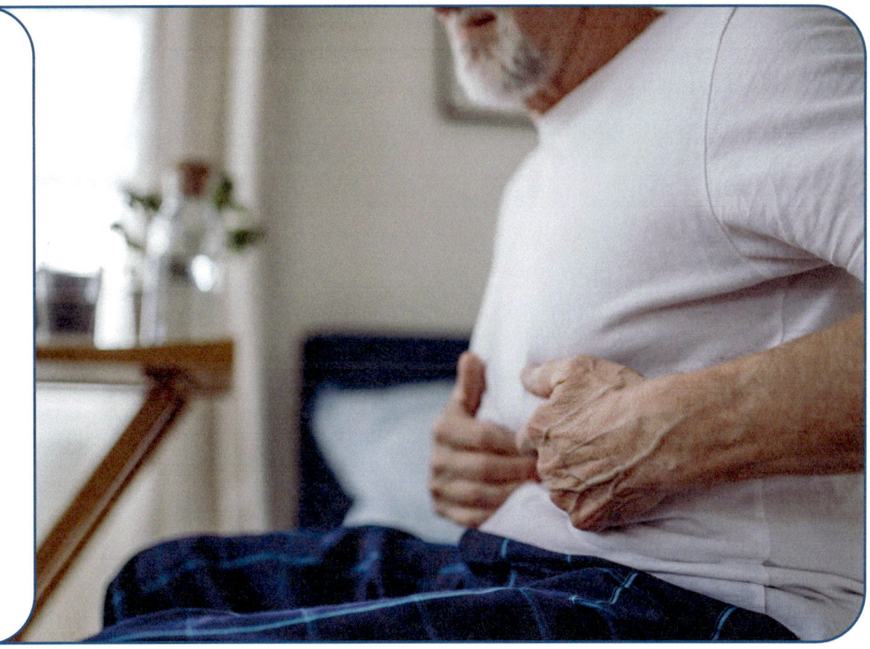

Un symptôme courant de la thrombose veineuse splanchnique est une douleur abdominale soudaine. La zone peut être sensible au toucher et votre ventre peut sortir plus que la normale. Si quelqu'un tente de toucher votre abdomen, vous pouvez avoir le réflexe de protéger la zone.

D'autres symptômes de la thrombose veineuse splanchnique s'apparentent à une gastro : vous pouvez avoir la nausée ; vous pouvez vomir ou avoir la diarrhée. Certaines personnes perdent l'appétit ou ressentent des douleurs en mangeant. Certaines personnes ont de la fièvre.

Embolie pulmonaire

Si vous présentez les symptômes d'une embolie pulmonaire, appelez les secours. C'est très grave.

Prêtez attention aux symptômes si vous avez récemment eu un caillot sanguin. En effet, l'embolie pulmonaire se déclare souvent à la suite d'une thrombose veineuse profonde dans une jambe, mais elle peut également se déclarer à la suite d'autres types de caillots.

Les symptômes courants d'une embolie pulmonaire sont l'essoufflement, les douleurs thoraciques et l'évanouissement. D'autres symptômes comprennent une respiration rapide, un rythme cardiaque rapide et une nouvelle toux pouvant contenir des mucosités sanguinolentes. Vous pouvez ressentir un malaise ou de l'anxiété.

Les 3 symptômes de l'embolie pulmonaire

- ✓ Essoufflement soudain
- ✓ Douleur aiguë dans la poitrine
- ✓ Évanouissements de courte durée

Points clés

- Il est important que les personnes atteintes d'un cancer détectent rapidement les caillots sanguins. En effet, un traitement rapide peut éviter des problèmes de santé à vie ou vous sauver la vie.
- La thrombose veineuse profonde se produit dans les veines situées loin de la surface de la peau. Elle peut provoquer un gonflement d'une partie du corps, souvent une jambe ou un bras. Un caillot situé dans une jambe peut donner l'impression d'avoir une crampe.
- La thrombose veineuse superficielle se produit dans les veines proches de la surface de la peau. La peau située à l'endroit du caillot peut être rouge et gonflée. La zone peut être chaude, douloureuse et dure.
- La thrombose veineuse splanchnique se produit dans certaines veines du système digestif. Un symptôme courant est une douleur abdominale soudaine. Vous pouvez également avoir l'impression d'avoir une gastro.
- L'embolie pulmonaire se produit dans une artère du poumon. Les symptômes courants d'une embolie pulmonaire sont un essoufflement soudain, une douleur thoracique aiguë et un évanouissement.

3

Prévenir l'apparition des caillots sanguins

Certaines personnes atteintes d'un cancer présentent un risque accru de caillots sanguins. Comme les spécialistes savent qui est à risque, ils parviennent à fournir des soins sans danger et à temps pour prévenir de nombreux caillots sanguins. Lisez ce chapitre pour savoir si vous devez recevoir des soins préventifs et quels types de soins sont recommandés.

Types de soins préventifs

Les soins préventifs sont des médicaments utilisés pour prévenir l'apparition d'un problème de santé. On parle parfois aussi de « prophylaxie ». La prévention des caillots sanguins est appelée thromboprophylaxie.

Il existe plusieurs types de soins préventifs face aux caillots sanguins. Il existe des médicaments sur ordonnance qui aident à prévenir les caillots sanguins. Mais il existe également un dispositif de compression appelé « bas de contention ».

Anticoagulants

Les anticoagulants sont des médicaments qui empêchent la formation de caillots sanguins. Ils préviennent la formation du tissu de fibrine qui lie le caillot. Pour ce faire, ils désactivent les protéines sanguines, appelées facteurs de coagulation, qui agissent ensemble pour former la fibrine. **Reportez-vous au Guide 1** pour une liste des anticoagulants utilisés à titre préventif.

Héparine

L'héparine est une substance fabriquée par votre corps et par les animaux. Lorsqu'elle est injectée dans le corps, elle empêche la formation de caillots sanguins. L'héparine bloque indirectement les facteurs de coagulation en activant un anticoagulant naturel de l'organisme appelé antithrombine.

Il existe deux types d'héparines :

- l'**héparine non fractionnée** arrête deux facteurs de coagulation appelés facteur Xa et thrombine ;
- l'**héparine de bas poids moléculaire** arrête principalement le facteur Xa.

L'héparine non fractionnée est parfois appelée héparine standard. La daltéparine (Fragmine) et l'énoxaparine (Lovenox) sont des héparines de bas poids moléculaire.

Inhibiteurs indirects du facteur Xa

Le fondaparinux (Arixtra) est fabriqué en laboratoire et s'apparente à un fragment d'héparine. Il arrête indirectement le facteur Xa en activant l'antithrombine. Il n'a pas d'effet direct sur la thrombine.

Inhibiteurs directs du facteur Xa

Les inhibiteurs directs du facteur Xa se fixent sur le facteur Xa et le bloquent directement. Ils comprennent l'apixaban (Eliquis) et le rivaroxaban (Xarelto).

Dispositif de compression pneumatique intermittente

Le dispositif de compression pneumatique intermittente est un type de prévention mécanique. Il s'agit de manchons qui entourent les jambes et les compriment par intermittence. Cette compression pompe le sang de vos jambes comme le font vos muscles lorsque vous marchez. Cela permet d'éviter la formation de caillots sanguins.

Bas de contention à compression graduelle

Les bas de contention à compression graduelle sont un autre type de prévention mécanique. Ils ressemblent à des chaussettes montantes qui compriment les jambes pour augmenter le flux sanguin dans les veines. La pression exercée est plus forte au niveau de la cheville et plus faible au niveau du genou ou de la cuisse. La pression est mesurée en millimètres de mercure (mmHg).

En général, les bas de contention exercent une pression de 15 à 20 mmHg ou de 20 à 30 mmHg.

Planifier des soins sans danger

Votre équipe soignante évaluera le type de soins préventifs qui vous convient. Elle tiendra compte de l'efficacité de chaque option, mais aussi des problèmes de santé qu'elle pourrait entraîner. Elle ne prescrira pas de soins préventifs susceptibles de causer de graves effets indésirables.

Une série d'examens sera effectuée pour planifier les soins préventifs. Étant donné que des saignements peuvent survenir sous anticoagulation, votre équipe vérifiera les facteurs qui augmentent le risque. Ces facteurs comprennent une faible numération plaquettaire, des troubles de la coagulation ou des saignements en cours. Lisez le chapitre 5 pour savoir comment repérer un saignement anormal et comment gérer les anticoagulants.

La prévention mécanique peut ne pas être sans danger pour certaines personnes. Elle ne doit pas être utilisée si vous avez récemment eu un caillot sanguin dans une veine profonde et que vous n'êtes pas sous anticoagulant. La compression des jambes peut entraîner la rupture d'un morceau du caillot et son déplacement vers les poumons. La prévention mécanique n'est pas adaptée en cas

Guide 1
Anticoagulants destinés à prévenir la formation de caillots sanguins chez les personnes atteintes d'un cancer

Nom générique	Type d'anticoagulant	Administration	Cadre de prescription
Apixaban	Inhibiteur direct du facteur Xa	Comprimé	• À l'hôpital pour une intervention chirurgicale • À domicile
Daltéparine	Héparine de bas poids moléculaire	Injection dans la graisse sous la peau	• À l'hôpital pour une intervention chirurgicale • À l'hôpital pour d'autres soins médicaux • À domicile
Énoxaparine	Héparine de bas poids moléculaire	Injection dans la graisse sous la peau	• À l'hôpital pour une intervention chirurgicale • À l'hôpital pour d'autres soins médicaux • À domicile
Fondaparinux	Inhibiteur indirect du facteur Xa	Injection dans la graisse sous la peau	• À l'hôpital pour une intervention chirurgicale • À l'hôpital pour d'autres soins médicaux
Héparine non fractionnée	Héparine standard	Injection dans la graisse sous la peau	• À l'hôpital pour une intervention chirurgicale • À l'hôpital pour d'autres soins médicaux
Rivaroxaban	Inhibiteur direct du facteur Xa	Comprimé	• À l'hôpital pour une intervention chirurgicale • À domicile

d'hématome important ressemblant à une ecchymose ou en cas de plaie cutanée ouverte.

Les bas de contention à compression graduelle ne doivent pas non plus être utilisés si le flux sanguin dans vos artères est très lent. En effet, les bas pourraient aggraver le problème. Une autre contre-indication à l'utilisation des bas de contention est la présence d'une lésion nerveuse appelée neuropathie périphérique.

Prévention à l'hôpital

Les séjours à l'hôpital peuvent augmenter le risque de caillot sanguin. En effet, une activité physique réduite et certains traitements augmentent le risque. Les experts du NCCN recommandent des soins préventifs aux personnes atteintes d'un cancer et admises à l'hôpital. Les personnes atteintes d'un cancer de la peau basocellulaire ou épidermoïde font exception, car leur risque de caillots sanguins est faible.

Examens pour planifier les soins

Votre équipe soignante planifiera des soins préventifs sans danger pour vous en fonction des examens décrits ci-dessous.

Antécédents médicaux

Votre équipe soignante vous posera des questions sur votre état de santé passé et actuel et sur les médicaments que vous prenez. Si vous avez déjà pris des anticoagulants, votre équipe voudra en connaître les effets indésirables. Préparez-vous également à discuter des problèmes de santé de vos proches parents.

Examen physique

Un membre de votre équipe soignante procédera à un examen physique complet de votre corps. Il vérifiera notamment vos constantes vitales, telles que la fréquence cardiaque. Il examinera également votre corps et appuiera doucement sur certaines zones.

Analyses de sang et d'urine

Pour planifier les soins préventifs, votre équipe a besoin de connaître votre taux de plaquettes, votre capacité de coagulation et l'état de votre foie et de vos reins.

Les plaquettes présentes dans un échantillon de sang sont mesurées dans le cadre d'une analyse de laboratoire appelée hémogramme. Cette analyse mesure également d'autres éléments du sang, notamment les globules blancs et les globules rouges.

Hospitalisation et caillots sanguins

Les périodes d'inactivité prolongées augmentent le risque de caillot sanguin. Si vous êtes alité(e) à l'hôpital, vous devez recevoir des soins préventifs contre les caillots sanguins.

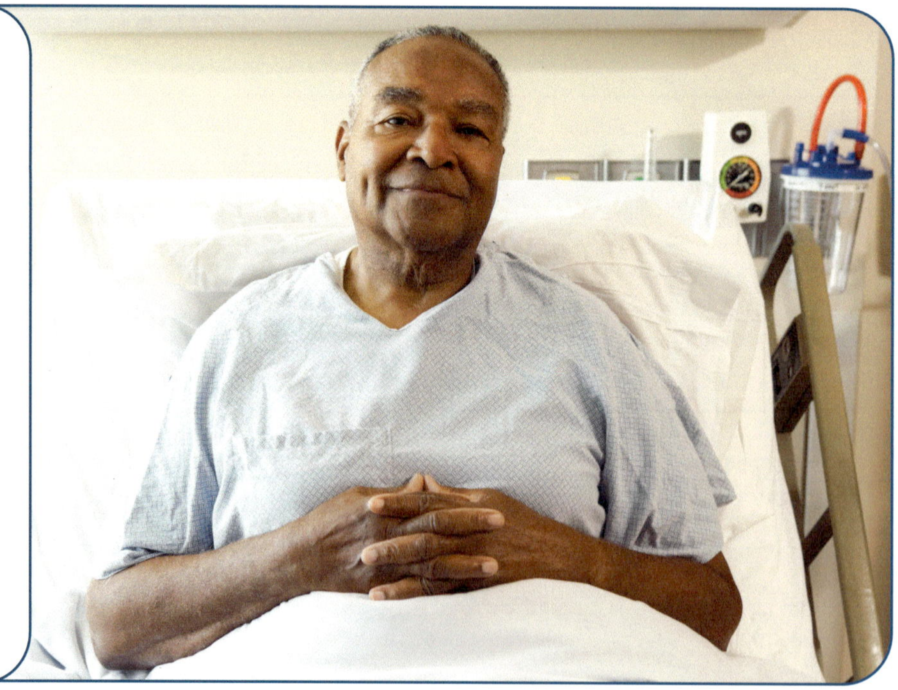

Pour évaluer la qualité de votre coagulation sanguine, des tests de coagulation seront effectués sur une prise de sang. Le taux de prothrombine et le temps de thromboplastine partielle activée sont deux tests qui mesurent le temps nécessaire à la coagulation sanguine.

Le fonctionnement de votre foie est évalué par un groupe d'analyses sanguines appelées bilan hépatique. Les tests de la fonction rénale effectués à partir d'échantillons de sang ou d'urine révèlent l'état de santé de vos reins.

Évaluation du risque

Votre équipe soignante évaluera le risque de formation d'un caillot sanguin et prendra des décisions en fonction du résultat. Votre risque est plus élevé si vous avez un cancer et que vous êtes hospitalisé(e). Votre état de santé général, votre âge et d'autres facteurs peuvent augmenter votre risque.

Soins possibles

Il existe plusieurs options efficaces pour prévenir la formation de caillots sanguins à l'hôpital. Vous pouvez recevoir des anticoagulants, des soins mécaniques ou les deux.

Anticoagulants

Les soins préventifs par anticoagulants sont prescrits selon qu'une intervention chirurgicale ou d'autres soins médicaux sont prévus. Ils sont administrés à faible dose par rapport à ce qui est généralement utilisé pour le traitement des caillots sanguins.

En cas d'**hospitalisation pour une chirurgie**, l'héparine non fractionnée, l'héparine de bas poids moléculaire et le fondaparinux sont des options adaptées à de nombreuses personnes. Ces anticoagulants sont généralement pris pendant au moins 7 à 10 jours.

Un inhibiteur direct du facteur Xa est une option supplémentaire chez certaines personnes. L'apixaban est une option pour les personnes opérées d'un cancer gynécologique. Ces cancers comprennent le cancer de l'utérus, du col de l'utérus et de l'ovaire. Le rivaroxaban est une option pour les personnes ayant subi une chirurgie laparoscopique pour un cancer colorectal.

Certaines interventions chirurgicales augmentent plus que d'autres le risque de caillots sanguins. Il s'agit notamment des interventions chirurgicales pratiquées dans l'abdomen ou le bassin. Avant une intervention chirurgicale à haut risque, vous pouvez recevoir de l'héparine non fractionnée ou de l'héparine de bas poids moléculaire. En outre, une compression pneumatique intermittente peut être utilisée.

Si vous avez subi une intervention chirurgicale à haut risque pour un cancer, les experts du NCCN recommandent de prolonger les soins préventifs après votre sortie de l'hôpital. Lisez la section suivante, *Prévention à domicile,* pour plus d'informations.

En cas d'**hospitalisation en médecine**, les caillots sanguins sont prévenus avec de l'héparine non fractionnée, de l'héparine de bas poids moléculaire ou du fondaparinux. Vous recevrez l'anticoagulant pendant toute la durée de votre séjour à l'hôpital ou pendant 6 à 14 jours. La durée du traitement dépend du risque de caillot, tel qu'il est évalué par votre équipe soignante.

Si vous recevez des soins médicaux, l'apixaban et le rivaroxaban ne sont pas instaurés à l'hôpital. Néanmoins, vous pouvez continuer à prendre l'un ou l'autre de ces médicaments si vous le preniez avant votre admission. Si vous avez eu un effet indésirable appelé thrombopénie induite par l'héparine, l'apixaban ou le rivaroxaban peut remplacer l'héparine.

Soins mécaniques

Lorsque les anticoagulants sont exclus, des soins mécaniques sont utilisés à l'hôpital. Une étude a montré que la compression pneumatique intermittente prévenait mieux la thrombose veineuse profonde que les bas de contention à compression graduelle. Les personnes utilisant la compression pneumatique avaient également moins de problèmes de peau. D'autres recherches sont nécessaires pour confirmer ces résultats.

Prévention à domicile

Certaines personnes atteintes d'un cancer bénéficient de soins préventifs contre les caillots sanguins lorsqu'elles sont à domicile. Les experts du NCCN ont identifié deux groupes à risque :

- les personnes qui sortent de l'hôpital après une chirurgie du cancer dans l'abdomen ou le bassin ;
- les personnes exposées au risque de caillots sanguins en raison d'un traitement systémique.

Les anticoagulants sont utilisés pour prévenir la formation de caillots sanguins à domicile.

Soins possibles après une hospitalisation pour chirurgie

Les caillots sanguins sont davantage susceptibles de survenir après une chirurgie du cancer dans l'abdomen ou le bassin si vous correspondez à l'une des affirmations suivantes :

- vous avez subi une chirurgie à haut risque, c'est-à-dire une chirurgie pour un cancer gastro-intestinal, comme un cancer de l'estomac, du côlon ou du rectum ;
- vous avez déjà eu un caillot sanguin ;
- vous avez été sous anesthésie générale pendant plus de 2 heures ;
- vous êtes resté(e) alité(e) à l'hôpital pendant 4 jours ou plus ;
- vous avez un cancer à un stade avancé ;
- vous avez plus de 60 ans.

Si vous présentez un risque de caillots sanguins, les experts du NCCN vous recommandent de prendre un anticoagulant après votre sortie de l'hôpital. Le plus souvent, c'est votre chirurgien qui vous prescrira un anticoagulant avant que vous ne quittiez l'hôpital. Vous devrez prendre un anticoagulant tous les jours. L'apixaban, la daltéparine et l'énoxaparine sont pris pendant 4 semaines. Le rivaroxaban est pris pendant 3 semaines après avoir terminé une semaine d'héparine de bas poids moléculaire à l'hôpital.

Soins possibles pendant un traitement systémique

Le traitement systémique est un traitement de l'ensemble du corps par des médicaments anticancéreux. Il se déplace dans la circulation sanguine pour traiter le cancer où qu'il se trouve dans le corps. La chimiothérapie, les immunomodulateurs et l'hormonothérapie sont des types de traitements systémiques.

Un oncologue médical est un spécialiste du traitement systémique. Il vous prescrira un traitement systémique ainsi qu'un anticoagulant si nécessaire.

Un membre de l'équipe soignante évaluera votre niveau de risque de formation de caillots sanguins. Il existe des mesures pour évaluer le risque de caillots, comme le score de Khorana.

Le score de Khorana n'est pas utilisé pour évaluer le risque chez les personnes atteintes d'une leucémie aiguë, de tumeurs cérébrales, d'un myélome multiple ou d'un syndrome myéloprolifératif. Des informations sur la prévention des caillots sanguins chez les personnes atteintes d'un myélome multiple ou d'un syndrome myéloprolifératif sont disponibles sur le site NCCN.org/patientguidelines et sur l'application NCCN Patient Guides for Cancer.

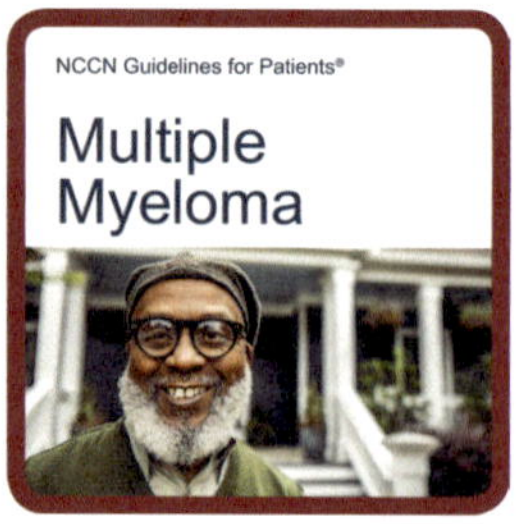

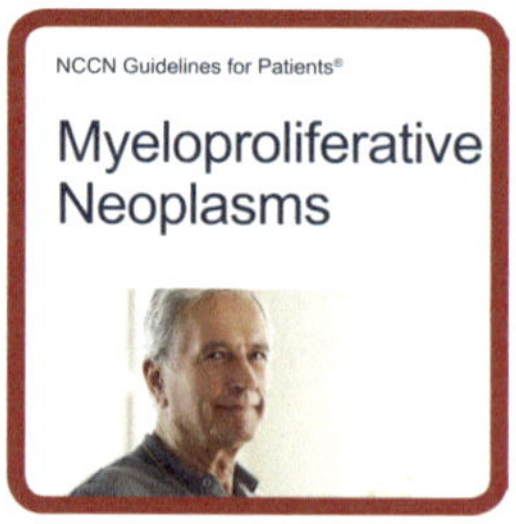

Le score de Khorana estime votre risque de caillots sanguins en fonction de cinq éléments concernant votre santé :

- le type de cancer ;
- le taux de plaquettes dans votre sang avant le début de la chimiothérapie ;
- le taux d'une protéine appelée hémoglobine (qui permet de connaître le taux de globules rouges) avant le début de la chimiothérapie, ou la prise d'un traitement par facteurs de croissance des globules rouges ;
- le taux de globules blancs, appelés leucocytes, avant le début de la chimiothérapie ;
- une mesure rapide de la graisse corporelle, appelée indice de masse corporelle.

Les points attribués à chaque élément sont additionnés pour obtenir un score total allant de 0 à 6. Deux points sont attribués pour les cancers de l'estomac et du pancréas. Un point est attribué pour les cancers du poumon, gynécologiques, de la vessie et des testicules, ainsi que pour les lymphomes.

Un soin préventif contre les caillots sanguins n'est pas systématiquement nécessaire lorsque votre score est de 0 ou 1. Votre équipe soignante surveillera l'apparition de caillots sanguins lors de vos visites médicales.

Lorsque le score de Khorana est égal ou supérieur à 2, les experts du NCCN recommandent aux médecins d'envisager la prescription d'un anticoagulant pendant 6 mois ou plus si le risque persiste. Le cas échéant, l'anticoagulant est pris tous les jours. Votre équipe soignante décidera des meilleurs soins préventifs pour vous en fonction du risque de caillots par rapport au risque d'effets indésirables.

Points clés

- Certaines personnes atteintes d'un cancer sont plus exposées que d'autres au risque de caillots sanguins. Vous avez un risque accru lorsque vous êtes hospitalisé(e) et après un séjour à l'hôpital pour une chirurgie du cancer. Certaines personnes prenant des médicaments contre le cancer, appelés traitement systémique, ont également un risque accru.
- Pour planifier des soins préventifs, votre équipe soignante doit procéder à une évaluation approfondie. Elle vous recommandera des soins sans danger et adaptés à vos besoins.
- Les anticoagulants sont utilisés pour les soins préventifs à l'hôpital si possible. Des soins supplémentaires par compression pneumatique intermittente peuvent être prescrits si vous subissez une intervention chirurgicale au niveau de l'abdomen ou du bassin. Lorsque les anticoagulants sont exclus, la compression pneumatique intermittente ou les bas de contention à compression graduelle sont utilisés à l'hôpital.
- Si vous avez subi une chirurgie du cancer à haut risque, un traitement anticoagulant prolongé est recommandé après votre sortie de l'hôpital.
- Le risque de caillots sanguins pendant un traitement systémique dépend du type de cancer et d'autres facteurs. Si vous présentez un risque accru, votre équipe soignante envisagera de vous prescrire un anticoagulant.

4
Traiter les caillots sanguins

Il est fréquent que les personnes atteintes d'un cancer aient des caillots sanguins dans les veines. Ces caillots peuvent se déplacer et se bloquer dans une artère pulmonaire. Ce chapitre décrit les traitements pour ces types de caillots.

Types de traitement

Les anticoagulants sont la pièce maîtresse du traitement de la maladie thromboembolique veineuse aiguë. La maladie thromboembolique veineuse est une obstruction de la circulation sanguine par un caillot sanguin dans une veine ou dans une artère pulmonaire. Elle est aiguë lorsque l'apparition des symptômes est récente, c'est-à-dire au cours des dernières semaines.

En tant que traitement, les anticoagulants donnent de bons résultats et sont sans danger pour de nombreuses personnes atteintes d'un cancer. Ils sont pris tant que le risque de caillots existe, car ils préviennent également la formation de nouveaux caillots. Les personnes qui ont déjà eu un caillot sont davantage susceptibles d'en avoir à nouveau.

Anticoagulants

Les anticoagulants empêchent la formation du tissu de fibrine qui lie le caillot. Pour ce faire, ils désactivent les protéines sanguines, appelées facteurs de coagulation, qui agissent ensemble pour former la fibrine. **Reportez-vous au Guide 2** pour une liste des anticoagulants utilisés pour le traitement.

Guide 2
Anticoagulants destinés au traitement des caillots sanguins chez les personnes atteintes d'un cancer

Nom générique	Type d'anticoagulant	Administration
Apixaban	Inhibiteur direct du facteur Xa	Comprimé
Dabigatran	Inhibiteur direct de la thrombine	Capsule
Daltéparine	Héparine de bas poids moléculaire	Injection dans la graisse sous la peau
Énoxaparine	Héparine de bas poids moléculaire	Injection dans la graisse sous la peau
Édoxaban	Inhibiteur direct du facteur Xa	Comprimé
Fondaparinux	Inhibiteur indirect du facteur Xa	Injection dans la graisse sous la peau
Héparine non fractionnée	Héparine standard	Injection lente dans une veine ou injection dans la graisse sous la peau
Rivaroxaban	Inhibiteur direct du facteur Xa	Comprimé
Warfarine	Antagoniste de la vitamine K	Comprimé

Dans le Guide 2, vous trouverez des anticoagulants qui sont également répertoriés dans le chapitre 3 concernant les soins préventifs. Une dose plus élevée est généralement utilisée pour le traitement. Ces anticoagulants sont les suivants :

- l'héparine non fractionnée, la daltéparine (Fragmine), l'énoxaparine (Lovenox) et le fondaparinux (Arixtra), qui activent un anticoagulant naturel de l'organisme appelé antithrombine ;
- l'apixaban (Eliquis) et le rivaroxaban (Xarelto), qui bloquent directement le facteur Xa.

Vous trouverez également des anticoagulants qui ne sont recommandés que pour le traitement :

- l'édoxaban (Savaysa) bloque le facteur Xa ;
- le dabigatran (Pradaxa) bloque la thrombine ;
- la warfarine abaisse le niveau des facteurs de coagulation en réduisant la vitamine K.

Traitement utilisé avec les anticoagulants

Un autre type de traitement est parfois utilisé avec les anticoagulants. Certains caillots ne nécessitent pas de traitement supplémentaire et, dans de nombreux cas, des recherches ou une formation plus approfondies sur ces autres traitements sont nécessaires. Les options recommandées pour chaque type de maladie thromboembolique veineuse sont énumérées plus loin dans ce chapitre, mais en voici trois exemples :

- les médicaments appelés thrombolytiques dissolvent les caillots sanguins. Ils peuvent être injectés lentement dans une veine et être diffusés dans tout l'organisme par le biais de la circulation sanguine. Cette approche est appelée thrombolyse systémique. Les thrombolytiques administrés par cathéter sont injectés directement dans le caillot ;
- une intervention appelée thrombectomie permet d'éliminer les caillots sanguins de l'organisme. Cette intervention peut être réalisée à l'aide d'un cathéter à ballonnet inséré par une incision pratiquée dans un vaisseau sanguin. Cette approche est appelée thrombectomie chirurgicale ou ouverte. La thrombectomie par cathéter permet de fragmenter ou d'aspirer le caillot à l'aide d'un dispositif. Cette approche porte plusieurs noms, dont la thrombectomie mécanique et la thrombectomie percutanée ;
- la thrombolyse pharmacomécanique dissout et élimine les caillots. Par l'intermédiaire d'un cathéter, une petite quantité de thrombolytique est injectée dans le caillot. Ensuite, les fragments du caillot sont aspirés hors de la veine.

Traitement sans anticoagulants

Il est possible que les anticoagulants soient exclus dans votre cas. Alors, les caillots qui ne présentent pas un grand danger seront surveillés et l'innocuité des anticoagulants sera réévaluée.

Les caillots présentant un risque plus élevé peuvent être traités à l'aide d'un filtre amovible placé dans la veine cave inférieure de l'abdomen. Les filtres caves retiennent les caillots qui se déplacent dans la circulation sanguine avant qu'ils n'atteignent les poumons.

Un shunt est un petit tube médical utilisé pour traiter certains caillots dans la région de l'abdomen. Les shunts permettent au flux sanguin de contourner le caillot en établissant une nouvelle connexion entre deux vaisseaux sanguins. Ils peuvent être placés dans le corps à l'aide d'un cathéter. Cette approche est appelée shunt intrahépatique par voie transjugulaire ou TIPS. Les shunts peuvent également être posés au cours d'une intervention chirurgicale.

Planifier des soins sans danger

Une équipe de spécialistes est nécessaire pour planifier les soins du cancer et apporter un soutien. Lorsque vous avez un caillot sanguin, votre équipe peut comprendre un spécialiste des maladies du sang appelé hématologue. Les autres spécialistes qui traitent les caillots sanguins sont les suivants :

- chirurgiens, radiologues interventionnels ;
- cardiologues, pneumologues, spécialistes de la médecine vasculaire ;
- internistes (spécialistes de la médecine interne).

Votre équipe soignante évaluera le traitement des caillots sanguins qui vous convient le mieux. Elle tiendra compte de l'efficacité du traitement, mais aussi des problèmes de santé qu'il pourrait entraîner. Le principal effet indésirable des anticoagulants est le saignement. Lisez le chapitre 5 pour savoir comment repérer un saignement anormal et comment gérer les anticoagulants.

Des examens sont nécessaires pour planifier vos soins. Le nombre de plaquettes sanguines et la santé de votre foie et de vos reins sont des exemples d'informations utilisées pour la planification du traitement. Les examens courants pour le traitement de la thrombose sont décrits ci-dessous.

Antécédents médicaux

Votre équipe soignante voudra tout savoir sur votre état de santé. Préparez-vous à lui parler de votre état de santé passé et actuel et des médicaments que vous prenez. Si vous avez déjà pris des anticoagulants, votre équipe voudra en connaître les effets indésirables. Préparez-vous également à discuter des problèmes de santé de vos proches parents.

Examen physique

Un membre de votre équipe soignante procédera à un examen physique complet de votre corps. Il vérifiera notamment vos constantes vitales, telles que la fréquence cardiaque. Il examinera également votre corps et appuiera doucement sur certaines zones.

Analyses de sang et d'urine

Les plaquettes présentes dans un échantillon de sang sont mesurées dans le cadre d'une analyse de laboratoire appelée hémogramme. En effet, le risque de saignement est plus élevé si le taux de plaquettes est faible. L'hémogramme permet également de mesurer d'autres éléments du sang, notamment les globules blancs et les globules rouges.

Pour évaluer la qualité de votre coagulation sanguine, des tests de coagulation seront effectués sur une prise de sang. Le taux de prothrombine et le temps de thromboplastine partielle activée sont deux tests qui mesurent le temps nécessaire à la coagulation sanguine.

Le fonctionnement de votre foie est évalué par un groupe d'analyses sanguines appelées bilan hépatique. Les tests de la fonction rénale effectués à partir d'échantillons de sang ou d'urine révèlent l'état de santé de vos reins.

Imagerie

Les examens d'imagerie prennent des clichés de l'intérieur de votre corps et sont utilisés pour détecter les maladies. Votre équipe soignante utilisera l'imagerie pour diagnostiquer un caillot sanguin. L'imagerie est également utilisée pour planifier le traitement, car elle permet de voir où se trouve le caillot et quelle est sa taille.

En général, l'un de ces deux types d'imagerie est utilisé pour visualiser les caillots : l'écho-doppler veineux utilise des ondes sonores (ultrasons) pour obtenir des images des veines superficielles ou profondes ; la tomodensitométrie (TDM), souvent appelée scanner, est utilisée pour visualiser les caillots. Cette dernière combine plusieurs rayons X pour produire une image détaillée. Si cela ne présente pas de danger pour vous, un produit de contraste vous sera administré par voie orale ou en injection pour rendre les images plus nettes.

Le radiologue est un médecin spécialisé dans la lecture de ces images. Il transmettra les résultats de l'imagerie à votre équipe soignante.

Thrombose veineuse superficielle

La thrombose veineuse superficielle se produit dans les veines proches de la peau. Souvent, aucun traitement n'est nécessaire, car le caillot se dissout de lui-même. Néanmoins, certains caillots continuent à se développer. Votre équipe soignante surveillera la croissance du caillot.

Caillots au niveau des bras

La thrombose veineuse superficielle peut être causée par la présence d'un cathéter dans le bras. Dans ce cas, le cathéter sera retiré s'il n'est plus nécessaire. En revanche, le cathéter peut rester en place si les symptômes disparaissent rapidement ou si un traitement anticoagulant est mis en place.

Les anticoagulants ne sont pas utilisés dans un premier temps face aux caillots superficiels du bras. L'objectif est de soulager les symptômes jusqu'à ce que le caillot se dissolve naturellement. Les symptômes peuvent être atténués par des compresses chaudes, des anti-inflammatoires non stéroïdiens (AINS) et la surélévation du membre.

Votre équipe soignante surveillera les signes indiquant que le caillot sanguin grossit. Si le caillot grossit, elle envisagera la prescription d'un anticoagulant à faible dose. Certaines personnes reçoivent une dose plus élevée pour empêcher le caillot d'atteindre les veines profondes.

Caillots au niveau des jambes

La thrombose veineuse superficielle de la jambe est traitée par un anticoagulant. Un traitement à faible dose est utilisé pour les caillots de plus de 5 centimètres de long ou qui s'étendent au-dessus du genou. Il est pris tous les jours pendant au moins 6 semaines. Une dose élevée sera utilisée si le caillot est très proche d'une veine profonde en haut de la cuisse. Dans ce cas, une dose élevée est prise tous les jours pendant au moins 3 mois.

Imagerie

Les examens d'imagerie prennent des clichés de l'intérieur du corps. Ils sont nécessaires pour diagnostiquer les caillots sanguins. L'écho-doppler est souvent utilisé pour trouver des caillots sanguins dans les membres (voir illustration).

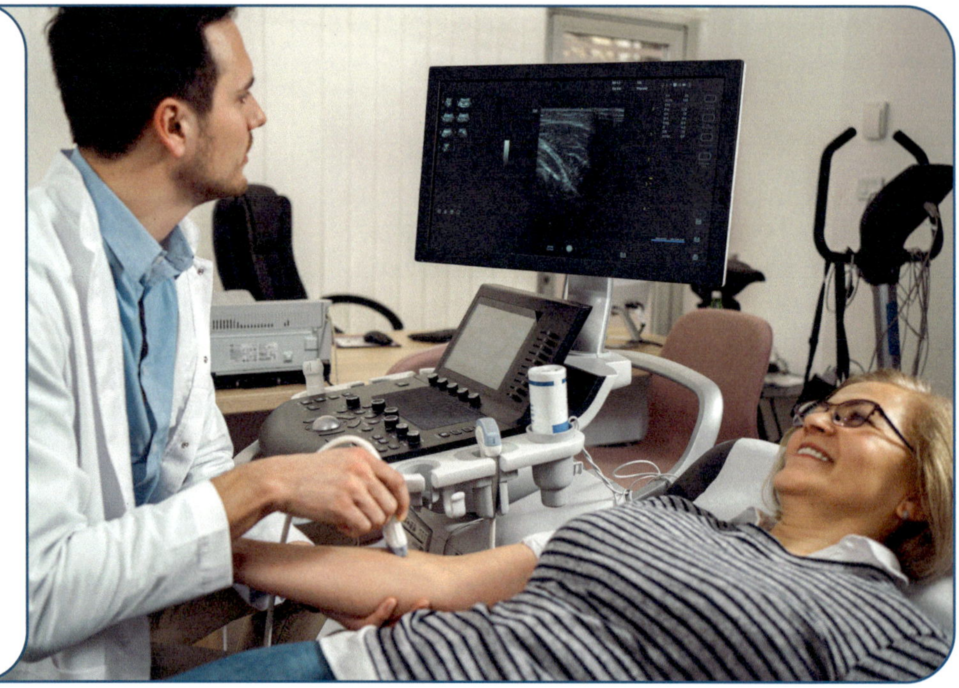

À la place d'un traitement, les caillots au niveau des jambes qui ne risquent pas d'atteindre une veine profonde peuvent faire l'objet d'un nouvel examen. Un second écho-doppler sera effectué dans les 7 à 10 jours pour évaluer la taille du caillot. S'il est plus gros, votre équipe pourra vous prescrire un anticoagulant.

Thrombose veineuse profonde

La thrombose veineuse profonde se produit dans les veines situées loin de la surface de la peau. La thrombose dans ces veines est traitée avec un anticoagulant lorsque c'est possible.

Les caillots graves situés au-dessus du genou peuvent nécessiter un traitement plus rapide que les anticoagulants. En effet, les caillots graves peuvent provoquer des symptômes importants, entraîner l'amputation du membre ou menacer le pronostic vital. Votre équipe envisagera un traitement supplémentaire par thrombolyse pharmacomécanique ou thrombectomie mécanique.

La thrombose veineuse profonde peut être liée à un dispositif d'accès veineux central. Le traitement anticoagulant doit être poursuivi pendant 3 mois ou jusqu'au retrait du cathéter. Le cathéter sera retiré si les symptômes persistent, s'il s'infecte, s'il est endommagé ou s'il n'est plus nécessaire.

Si les anticoagulants étaient initialement exclus, votre équipe continuera à évaluer s'ils peuvent être envisageables à présent. Les caillots dans l'abdomen, le bassin ou la partie supérieure de la jambe sont traités au moyen d'un filtre cave jusqu'à ce qu'ils puissent être traités en toute sécurité avec des anticoagulants. Une fois que vous serez sous anticoagulant, le filtre sera retiré.

Les caillots non traités situés sous le genou sont surveillés à l'aide d'écho-doppler à répétition. S'ils se développent dans la partie supérieure de la jambe, le traitement consiste soit en des anticoagulants, soit en un filtre cave.

Thrombose veineuse superficielle

La thrombose veineuse superficielle au niveau du bras peut se résorber d'elle-même. Les symptômes peuvent être soulagés par l'élévation du bras (illustration), une compresse chaude ou de l'ibuprofène.

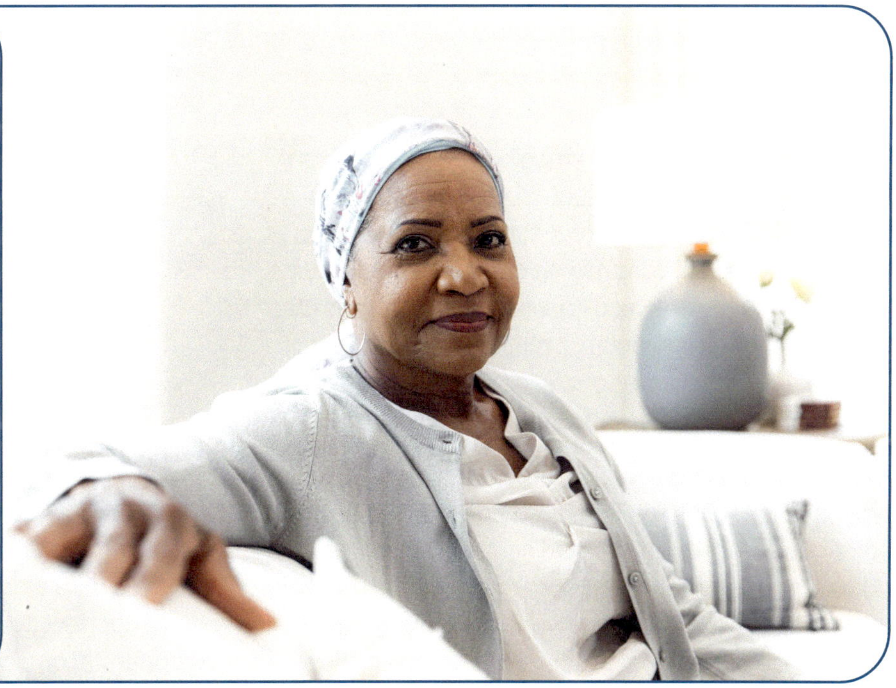

Embolie pulmonaire

Une embolie pulmonaire est causée par un caillot sanguin qui s'est déplacé dans la circulation sanguine jusqu'à une artère pulmonaire et s'y est coincé. Ces caillots se forment généralement dans une veine profonde d'une jambe ou d'un bras. L'embolie pulmonaire menace parfois le pronostic vital, mais de nombreuses personnes y survivent si elles sont traitées rapidement.

Examens

Les examens habituellement pratiqués en cas de caillots sanguins sont effectués, mais ces dangereux caillots pulmonaires nécessitent également des examens spéciaux. Un scanner appelé angioscanner est le plus souvent utilisé pour visualiser les caillots pulmonaires. Votre équipe examinera également vos poumons à l'aide d'une radiographie du thorax.

Les caillots pulmonaires peuvent endommager le cœur. Votre fonction cardiaque sera évaluée par des analyses sanguines appelées troponine et NT-proBNP. Vous subirez également un électrocardiogramme (ECG) pour vérifier si votre rythme cardiaque est anormal. Il se peut également que l'on vous fasse passer une échographie du cœur pour vérifier votre fonction cardiaque. Cet examen est appelé échocardiographie.

Traitement

Lorsque c'est possible, les embolies pulmonaires sont traitées avec un anticoagulant. Si vous preniez déjà un anticoagulant, la dose peut être augmentée ou un autre anticoagulant sera mis en place. Après la période critique, vous resterez sous anticoagulant. Si vous êtes hors de danger, vous pourrez rentrer chez vous après l'hôpital. Si l'embolie s'aggrave, elle pourra être traitée par thrombolyse ou thrombectomie.

L'embolie pulmonaire massive aiguë est grave. Elle provoque une chute de la tension artérielle et peut entraîner une insuffisance cardiaque et pulmonaire. Votre équipe soignante envisagera d'autres traitements en plus des anticoagulants. Avant de commencer les anticoagulants, il est possible que vous receviez une assistance cardiaque et pulmonaire à l'aide d'un dispositif médical. Si le risque de saignement est faible, le caillot pourra être traité par thrombolyse systémique ou par thrombolyse dirigée par cathéter. Une seconde option consiste à retirer le caillot par embolectomie chirurgicale ou par cathéter.

Si les anticoagulants étaient initialement exclus, votre équipe continuera à évaluer s'ils peuvent être envisageables à présent. Les caillots peuvent être traités à l'aide d'un filtre cave jusqu'à ce qu'ils puissent être traités en toute sécurité avec des anticoagulants.

Thrombose veineuse splanchnique

La thrombose veineuse splanchnique est causée par un caillot sanguin dans les veines du système digestif. Les caillots dans ces veines provoquent des symptômes communs à de nombreuses maladies, c'est pourquoi d'autres examens peuvent être nécessaires. Votre équipe soignante planifiera les examens en fonction de vos antécédents médicaux et de votre examen physique.

Le diagnostic de thrombose veineuse splanchnique est posé par imagerie. Le traitement dépend de la veine dans laquelle se trouve le caillot. Il dépend également de l'ancienneté des signes et symptômes du caillot.

- On parle de thrombose aiguë lorsqu'elle est survenue au cours des 8 dernières semaines.
- On parle de thrombose chronique lorsqu'elle est survenue il y a plus de 8 semaines.

Thrombose de la veine hépatique

La thrombose de la veine hépatique se produit dans les veines qui transportent le sang du foie vers le cœur. Un spécialiste du foie doit évaluer toute personne présentant ce type de thrombose. Il examinera votre dossier médical et vous rencontrera.

La thrombose aiguë de la veine hépatique est traitée avec un anticoagulant lorsque c'est possible. Le caillot peut également être traité par thrombectomie pharmacomécanique et le flux sanguin redirigé par un shunt. Un shunt est également envisageable en cas de thrombose aiguë non traitée par anticoagulants.

Si vous souffrez d'une thrombose chronique de la veine hépatique, votre équipe soignante décidera de l'utilité d'un anticoagulant. Un shunt est également envisageable.

Thrombose de la veine porte, mésentérique ou splénique

Le sang provenant du système digestif passe par les veines mésentérique, splénique et porte avant d'atteindre le foie. La thrombose aiguë de ces veines est traitée de la même manière que la thrombose aiguë de la veine hépatique. Une intervention chirurgicale peut être nécessaire si la thrombose a provoqué la mort du tissu intestinal. Vous rencontrerez un gastro-entérologue ou un chirurgien pour une évaluation.

Un gastro-entérologue doit évaluer toute personne souffrant d'une thrombose chronique. Votre équipe soignante décidera de l'utilité d'un anticoagulant. Un shunt est également envisageable.

Les saignements ne sont pas rares lorsqu'une thrombose chronique est diagnostiquée. Un médicament appelé bêtabloquant peut être utilisé pour réduire les risques de saignement. Les saignements peuvent également être stoppés par une bande placée autour du vaisseau sanguin ou par l'injection d'un médicament qui cicatrise le vaisseau.

Points clés

- Votre équipe soignante procédera à une évaluation approfondie afin de planifier un traitement sans danger pour vous.
- Les thromboses aiguës chez les personnes atteintes d'un cancer sont traitées par anticoagulants dans la mesure du possible. Une exception possible est la thrombose veineuse superficielle au niveau du bras, car elle peut se résorber d'elle-même. Les anticoagulants sont pris tant qu'il existe un risque de caillots sanguins.
- Les caillots très dangereux peuvent être rapidement dissous par des médicaments ou retirés. Ces caillots sont également traités par anticoagulants.
- Si les anticoagulants ne sont pas sans danger, votre équipe soignante surveillera la croissance des caillots. Elle réévaluera également l'innocuité des anticoagulants afin de déterminer s'ils peuvent être envisagés. Les événements potentiellement mortels peuvent être évités grâce à des filtres qui capturent les caillots ou à un shunt qui redirige le flux sanguin.

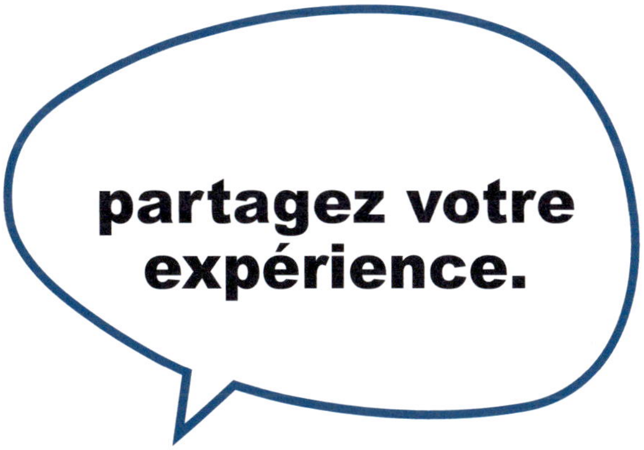

Répondez à notre enquête, et contribuez à améliorer les NCCN Guidelines for Patients pour tout le monde !

NCCN.org/patients/comments

5
Gestion des anticoagulants

Les anticoagulants présentent des avantages notables, mais comportent aussi des inconvénients. Ce chapitre vous aidera à vous préparer à ce qui vous attend.

Soins de suivi

Les anticoagulants sont souvent très efficaces pour prévenir et traiter les caillots sanguins. Pour qu'ils fonctionnent bien, vous devez suivre votre ordonnance. N'arrêtez pas votre traitement et ne l'interrompez pas. Si vous êtes à l'hôpital, votre équipe vous aidera à le suivre.

Si vous prenez des anticoagulants à domicile, des consultations régulières seront organisées avec votre équipe soignante. Des analyses de sang seront également effectuées régulièrement. Entre les consultations, contactez votre équipe si :

- vous présentez des symptômes nouveaux ou qui s'aggravent, tels que ceux décrits dans la section suivante concernant les saignements ;
- vous avez des difficultés à prendre vos médicaments comme prescrit ;
- un autre médecin vous prescrit un nouveau médicament ;
- vous envisagez de prendre des médicaments en vente libre, des vitamines ou des plantes médicinales ;
- vous devez subir un acte médical ou une intervention chirurgicale.

Effets indésirables

Les anticoagulants peuvent causer des problèmes de santé appelés effets indésirables. Certains effets indésirables sont désagréables, mais supportables. D'autres peuvent être graves, voire menacer le pronostic vital. Les effets indésirables diffèrent d'un patient à l'autre en fonction du type de soins et de la personne.

Saignements

Le principal effet indésirable des anticoagulants est le saignement. Les saignements peuvent menacer le pronostic vital. Par conséquent, faites preuve de vigilance. Les signes de saignements anormaux sont les suivants :

- maux de tête extrêmes (symptômes de saignements dans la tête) ;
- confusion mentale soudaine, faiblesse d'un côté du corps ou difficulté à parler (symptômes d'un accident vasculaire cérébral) ;
- saignements de nez très abondants ;
- selles sanglantes, noires ou goudronneuses ;
- règles très abondantes ou saignements vaginaux ;
- faiblesse importante, vertiges, essoufflement ou hypotension artérielle ;
- saignements de la peau qui ne s'arrêtent pas après l'application d'une pression.

Thrombopénie induite par l'héparine

La thrombopénie induite par l'héparine est un effet indésirable rare de l'héparine. Au lieu d'empêcher la formation de caillots sanguins, l'héparine peut pousser votre corps à en fabriquer davantage. Si vous avez déjà eu cet effet indésirable dangereux, l'héparine ne vous sera probablement plus prescrite.

Changements de traitement

Certaines personnes peuvent avoir besoin de changer d'anticoagulant. Voici trois raisons qui justifient un changement.

Saignements

Au cours du suivi, votre équipe soignante surveillera votre risque de saignements. Votre risque de saignements augmente si votre numération plaquettaire chute à un niveau bas. Si un saignement anormal se produit, les options sont les suivantes :

- continuer les anticoagulants et recevoir des transfusions de plaquettes ;
- arrêter les anticoagulants et se faire poser un filtre cave jusqu'à ce que votre numération plaquettaire augmente ;
- prendre une dose plus faible d'anticoagulant ;
- retirer le cathéter veineux central s'il provoque des caillots sanguins dans les veines profondes ;
- arrêter les anticoagulants et surveiller les caillots sanguins dans la partie inférieure des jambes par des écho-doppler à répétition.

Certaines personnes présentent des saignements qui menacent le pronostic vital. Dans ce cas, l'effet de l'anticoagulant doit être rapidement neutralisé. Les médicaments qui neutralisent les effets des anticoagulants sont appelés antidotes. Certains anticoagulants n'ont pas d'antidote.

Acte médical

Les personnes atteintes d'un cancer subissent souvent des actes médicaux invasifs comme la chirurgie. Si vous devez subir un tel acte, votre équipe soignante décidera s'il est nécessaire de modifier votre traitement.

Elle évaluera le risque de saignements lié à l'intervention et le risque de formation de caillots sanguins dangereux. La chirurgie cardiaque et la chirurgie cérébrale sont des exemples d'interventions à haut risque. Les actes à très faible risque sont les injections, les plombages et les biopsies cutanées.

Si vous avez besoin d'un changement de traitement, les options sont les suivantes :

- neutraliser l'effet des anticoagulants en cas d'intervention chirurgicale d'urgence ;
- interrompre les anticoagulants ;
- passer temporairement à un anticoagulant à courte durée d'action, ce qui s'appelle un relais ;
- mettre en place un filtre cave avant d'arrêter brièvement les anticoagulants.

Apparition ou aggravation de caillots sanguins

Malgré les anticoagulants, le caillot sanguin peut grossir ou un nouveau caillot peut se former. Prêtez attention à l'apparition de nouveaux caillots, afin de pouvoir modifier rapidement le traitement. Reportez-vous au chapitre 2 pour une liste de symptômes causés par les caillots.

Si vous preniez une faible dose d'anticoagulant, la dose peut être augmentée, ou un autre anticoagulant sera mis en place.

Les anticoagulants ne provoquent pas les saignements.

Sous leur effet, votre corps a plus de mal à arrêter les éventuels saignements.

Si vous preniez une dose élevée, votre équipe se demandera si la formation de caillots sanguins peut être due à d'autres causes. Par exemple, vous avez peut-être développé une thrombopénie induite par l'héparine. Une tumeur peut comprimer un vaisseau sanguin, ce qui a entraîné la formation d'un caillot. Un filtre cave peut avoir rétréci un vaisseau et provoqué la formation d'un caillot.

Les caillots qui se forment ou qui grossissent peuvent être traités avec une dose encore plus élevée d'anticoagulants. Une autre option consiste à essayer un autre anticoagulant.

Points clés

- Pour obtenir des résultats optimaux, continuez à prendre votre anticoagulant et ne sautez pas de doses. Contactez votre équipe soignante en cas de changement de vos symptômes ou de votre état de santé.
- Votre équipe soignante contrôlera régulièrement votre état de santé en faisant des analyses de sang. Les anticoagulants peuvent provoquer des saignements anormaux.
- Sachez reconnaître les symptômes d'un saignement anormal afin de recevoir des soins sans délai.
- Si un saignement apparaît, vous pouvez recevoir des transfusions de plaquettes. Si vous avez un cathéter veineux central, il peut être retiré. Votre traitement anticoagulant peut être modifié.
- Si vous avez un saignement grave ou si vous devez subir une intervention chirurgicale d'urgence, vous pouvez recevoir un antidote à action rapide pour neutraliser les anticoagulants.
- Si vous devez programmer une intervention ou un acte médical susceptible de provoquer un saignement, il est possible d'interrompre les anticoagulants et vous pouvez recevoir un filtre cave. Une autre option consiste à passer à des anticoagulants de relais, c'est-à-dire une dose à courte durée d'action, jusqu'à ce que vous puissiez reprendre votre traitement normal en toute sécurité.
- Si un caillot sanguin s'aggrave ou si un nouveau caillot se forme, la dose de votre anticoagulant peut être augmentée ou un nouvel anticoagulant peut être administré.

Nous voulons votre opinion !

Notre objectif est de fournir des informations utiles et faciles à comprendre sur le cancer.

Répondez à notre enquête pour nous indiquer nos points forts et ce que nous pourrions améliorer.

NCCN.org/patients/feedback

"J'informais mon équipe soignante dès que je remarquais un effet indésirable. Cela m'a vraiment aidé. Ils ont très bien su les traiter !"

6
Décisions thérapeutiques

Il est primordial que vous soyez à l'aise avec les soins choisis. Cette décision implique une conversation franche avec votre équipe soignante.

Le choix vous appartient

Dans le cadre d'une prise de décision partagée, vous échangez des informations avec votre équipe soignante, discutez des options et convenez d'un programme de soins. Cela commence par une conversation franche et honnête entre vous et votre équipe.

Les décisions relatives aux soins sont très personnelles. Ce qui est important pour vous ne l'est pas forcément pour quelqu'un d'autre.

Certains éléments peuvent être déterminants lors de votre prise de décision :

- ce que vous voulez et en quoi cela peut différer de ce que les autres veulent ;
- vos croyances religieuses et spirituelles ;
- vos sentiments concernant les soins médicaux ;
- vos sentiments concernant la douleur ou les effets indésirables ;
- le coût du traitement, les trajets pour se rendre dans les centres de lutte contre le cancer et l'absentéisme ;
- la qualité et la durée de vie ;
- votre degré d'activité et les activités qui sont importantes pour vous.

Réfléchissez à ce que vous attendez des soins contre le cancer, y compris des soins face aux caillots sanguins. Discutez ouvertement des risques et des avantages des options qui s'offrent à vous. Faites part de vos préoccupations à votre médecin.

Deuxième avis

Il est normal de vouloir commencer les soins médicaux le plus tôt possible. Même s'il ne faut pas ignorer les caillots sanguins, vous avez souvent le temps de demander à un autre médecin d'examiner les résultats de vos examens et de vous proposer un programme de soins. Il s'agit d'obtenir un deuxième avis, et c'est une démarche normale dans la prise en charge du cancer. Même les médecins demandent un deuxième avis !

Comment vous préparer au mieux ?

- Vérifiez auprès de votre compagnie d'assurance quelles sont ses règles en matière de deuxième avis. Il est possible que vous ayez à débourser des frais pour consulter des médecins qui ne font pas partie de votre régime d'assurance.
- Faites en sorte que des copies de tous vos dossiers soient envoyées au médecin que vous consulterez pour un deuxième avis.

Questions à poser

Vous trouverez dans les pages qui suivent une liste de questions à poser à votre équipe thérapeutique. N'hésitez pas à utiliser ces questions ou à formuler les vôtres. Définissez clairement vos objectifs de soins et renseignez-vous sur ce que vous pouvez attendre du traitement.

Questions sur les caillots sanguins

1. Suis-je exposé(e) à un risque accru de caillots sanguins ?
2. Pourquoi suis-je exposé(e) à un risque de caillots sanguins ?
3. Que puis-je faire pour prévenir la formation de caillots sanguins ?
4. Quels sont les symptômes des caillots sanguins ?
5. Qui dois-je contacter si je constate des symptômes de caillots sanguins ?

Questions sur les soins possibles

1. Quelles sont les soins possibles en cas de caillots sanguins ?
2. Suggérez-vous d'autres options que celles recommandées par le NCCN ? Si oui, pourquoi ?
3. Comment mon âge, mon sexe, mon état de santé général et d'autres facteurs influencent-ils mes options ?
4. Que se passe-t-il si je suis enceinte ou si je prévois de l'être ?
5. Mon assurance couvrira-t-elle les soins que vous recommandez ? Existe-t-il des programmes pour m'aider à payer les soins ?
6. Quels sont les effets indésirables des soins ? Y en a-t-il qui sont graves ou qui menacent le pronostic vital ?

Questions sur les anticoagulants

1. Pendant combien de temps vais-je devoir prendre un anticoagulant ?
2. Sous quelle forme l'anticoagulant prescrit est-il administré ?
3. Y a-t-il des raisons pour lesquelles un anticoagulant doit être arrêté ?
4. Y a-t-il des médicaments que je dois éviter lorsque je prends un anticoagulant ?
5. Y a-t-il des vitamines ou des plantes médicinales en vente libre que je ne devrais pas prendre ?
6. À quelle fréquence devrai-je effectuer des consultations de suivi ?
7. Quels effets indésirables dois-je signaler immédiatement et qui dois-je contacter ?
8. À qui dois-je m'adresser pour poser des questions ou faire part de mes préoccupations si le cabinet est fermé ?

Ressources

National Blood Clot Alliance - Stop the Clot
stoptheclot.org

North American Thrombosis Forum
Thrombosis.org

Triage Cancer
Triagecancer.org

"Soyez votre propre défenseur ! N'ayez pas peur de demander un deuxième avis. N'ayez pas peur de demander de l'aide à vos proches. Ils veulent simplement savoir ce dont vous avez besoin. Bougez tous les jours, mangez des aliments sains et réduisez votre stress. Regardez des films drôles et serrez souvent vos proches dans vos bras. Passez du temps dans la nature. Ne perdez jamais espoir !"

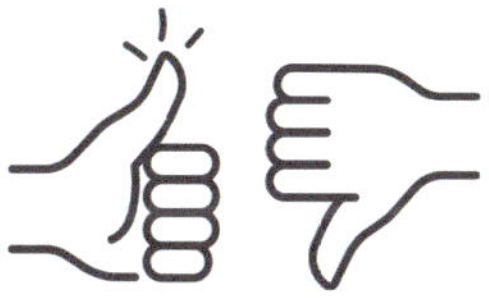

Donnez-nous votre avis !

Prenez un moment pour répondre à une enquête en ligne sur les NCCN Guidelines for Patients.

NCCN.org/patients/response

Mots clés

abdomen
Zone du ventre située entre le thorax et le bassin.

AINS
anti-inflammatoires non stéroïdiens.

anesthésie
Médicament qui provoque une perte contrôlée de sensation ou de conscience.

antécédents médicaux
Compte rendu de tous vos événements de santé et de vos médicaments.

anticoagulant
Médicament qui empêche la fabrication du tissu de fibrine qui lie le caillot sanguin. Également appelé fluidifiant sanguin.

anticoagulant de relais
Médicament anticoagulant temporaire et à courte durée d'action.

antithrombine
Protéine sanguine qui inhibe la coagulation du sang.

artère
Vaisseau tubulaire qui transporte le sang du cœur vers le corps.

bas de contention à compression graduelle
Accessoire ressemblant à une chaussette qui empêche la formation de caillots sanguins en comprimant les jambes.

bassin
Zone du corps située entre les os de la hanche.

caillot sanguin
Masse de sang épaissi. Également appelé thrombus.

cathéter
Dispositif tubulaire long et étroit utilisé pour les actes médicaux.

compression pneumatique intermittente
Dispositif qui empêche la formation de caillots sanguins en appliquant une pression sur les jambes.

CVC
Cathéter veineux central ou dispositif d'accès veineux central

diagnostic
Identification d'une maladie sur la base d'examens.

effet indésirable
Réponse physique ou émotionnelle anormale ou désagréable à un traitement.

électrocardiogramme (ECG)
Examen permettant de détecter un rythme cardiaque anormal.

embole
Caillot sanguin qui s'est détaché de sa base et s'est déplacé dans la circulation sanguine.

embolie
Obstruction d'un vaisseau sanguin pouvant être causée par un caillot sanguin.

embolie pulmonaire
Obstruction d'une artère pulmonaire par un caillot sanguin.

facteur Xa
Protéine de la coagulation.

fibrine
Tissu qui lie un caillot sanguin.

filtre cave
Petit dispositif qui retient les caillots se déplaçant dans la circulation sanguine.

plaquette
Type de cellule sanguine qui forme en caillot sanguin pour contrôler le saignement. Également appelée thrombocyte.

pronostic
Évolution et issue probable d'une maladie.

prophylaxie
Soins de santé qui préviennent les maladies.

score de Khorana
Mesure du risque de formation de caillots sanguins.

shunt
Petit tube médical.

taux de prothrombine
Mesure du temps nécessaire au sang pour coaguler.

temps de thromboplastine partielle activée
Mesure du temps nécessaire au sang pour coaguler.

thrombectomie
Intervention visant à éliminer les caillots sanguins de l'organisme.

thrombine
Protéine de la coagulation.

thrombolyse pharmacomécanique
Acte médical qui dissout et élimine les caillots.

thrombolytique
Médicament qui dissout les caillots sanguins.

thrombopénie induite par l'héparine
Effet indésirable rare dont les symptômes incluent des caillots sanguins.

thromboprophylaxie
Soins préventifs face aux caillots sanguins.

thrombose
Obstruction d'un vaisseau sanguin par un caillot sanguin.

thrombose veineuse profonde
Obstruction par un caillot sanguin d'une veine située loin sous la surface de la peau.

thrombose veineuse splanchnique
Obstruction d'une veine du système digestif par un caillot sanguin.

thrombose veineuse superficielle
Obstruction d'une veine proche de la surface de la peau par un caillot sanguin.

thrombus
Caillot sanguin à l'intérieur d'un vaisseau sanguin.

tomodensitométrie (TDM)
Examen qui utilise des rayons X sous plusieurs angles pour obtenir une image de l'intérieur du corps. On parle également de scanner.

traitement systémique
Médicament utilisé pour traiter les cellules cancéreuses dans l'ensemble du corps.

Contributeurs du NCCN

Ce guide patient est basé sur les NCCN Clinical Practice Guidelines in Oncology (NCCN Guidelines®) pour la maladie thromboembolique veineuse associée au cancer, version 2.2023. Il a été adapté, révisé et publié avec l'aide des personnes suivantes :

Dorothy A. Shead, MS
Senior Director
Patient Information Operations

Laura J. Hanisch, PsyD
Patient Information Program Manager

Susan Kidney
Senior Graphic Design Specialist

Les NCCN Clinical Practice Guidelines in Oncology (NCCN Guidelines®) pour la maladie thromboembolique veineuse associée au cancer, version 2.2023, ont été élaborées par les membres du groupe d'experts du NCCN suivants :

*Michael B. Streiff, MD/Chair
The Sidney Kimmel Comprehensive Cancer Center at Johns Hopkins

*Bjorn Holmstrom, MD/Vice-Chair
Moffitt Cancer Center

Dana Angelini, MD
Case Comprehensive Cancer Center/ University Hospitals Seidman Cancer Center and Cleveland Clinic Taussig Cancer Institute

Aneel Ashrani, MD, MS
Mayo Clinic Comprehensive Cancer Center

Tyler Buckner, MD
University of Colorado Cancer Center

John Fanikos, RPH, MBA
Dana-Farber/Brigham and Women's Cancer Center

Kleber Yotsumoto Fertrin, MD, PhD
Fred Hutchinson Cancer Center

Annemarie E. Fogerty, MD
Mass General Cancer Center

Nicolas Gallastegui Crestani, MD
The Ohio State University Comprehensive Cancer Center - James Cancer Hospital and Solove Research Institute

Radhika Gangaraju, MD, MSPH
O'Neal Comprehensive Cancer Center at UAB

Shuwei Gao, MD
The University of Texas MD Anderson Cancer Center

Samuel Z. Goldhaber, MD
Dana-Farber/Brigham and Women's Cancer Center

Ibrahim Ibrahim, MD
UT Southwestern Simmons Comprehensive Cancer Center

Timothy Kubal, MD, MBA
Moffitt Cancer Center

Andrew D. Leavitt, MD
UCSF Helen Diller Family Comprehensive Cancer Center

Jason T. Lee, MD
Stanford Cancer Institute

Ming Lim, MD
Huntsman Cancer Institute at the University of Utah

Janelle Mann, PharmD
Siteman Cancer Center at Barnes-Jewish Hospital and Washington University School of Medicine

Simon Mantha, MD, MPH
Memorial Sloan Kettering Cancer Center

*Karlyn Martin, MD
Robert H. Lurie Comprehensive Cancer Center of Northwestern University

Colleen Morton, MD
Vanderbilt-Ingram Cancer Center

Alex Nester, MD
Fred & Pamela Buffett Cancer Center

Andrew O'Brien, MD
Indiana University Melvin and Bren Simon Comprehensive Cancer Center

Thomas L. Ortel, MD, PhD
Duke Cancer Institute

Alexander Pine, MD, PhD
Yale Cancer Center/Smilow Cancer Hospital

Allyson Pishko, MD
Abramson Cancer Center at the University of Pennsylvania

Vinod Pullarkat, MD
City of Hope National Medical Center

Mona Ranade, MD
UCLA Jonsson Comprehensive Cancer Center

Jordan Schaefer, MD
University of Michigan Rogel Cancer Center

Eliot Williams, MD
University of Wisconsin Carbone Cancer Center

Theodore Wun, MD
UC Davis Comprehensive Cancer Center

Personnel du NCCN

Ryan Schonfeld, BA
Guidelines Coordinator

Katie Stehman, MMS, PA-C
Oncology Scientist/Medical Writer

* A révisé ce guide patient. Pour les déclarations d'intérêt, rendez-vous sur NCCN.org/disclosures.

Centres de lutte contre le cancer du NCCN

Abramson Cancer Center
at the University of Pennsylvania
Philadelphie, Pennsylvanie
+1 800.789.7366 • pennmedicine.org/cancer

Case Comprehensive Cancer Center/
University Hospitals Seidman Cancer Center and
Cleveland Clinic Taussig Cancer Institute
Cleveland, Ohio
UH Seidman Cancer Center
+1 800.641.2422 • uhhospitals.org/services/cancer-services
CC Taussig Cancer Institute
+1 866.223.8100 • my.clevelandclinic.org/departments/cancer
Case CCC
+1 216.844.8797 • case.edu/cancer

City of Hope National Medical Center
Duarte, Californie
+1 800.826.4673 • cityofhope.org

Dana-Farber/Brigham and Women's Cancer Center |
Mass General Cancer Center
Boston, Massachusetts
+1 617.732.5500 • youhaveus.org
+1 617.726.5130 - massgeneral.org/cancer-center

Duke Cancer Institute
Durham, Caroline du Nord
+1 888.275.3853 • dukecancerinstitute.org

Fox Chase Cancer Center
Philadelphie, Pennsylvanie
+1 888.369.2427 • foxchase.org

Fred & Pamela Buffett Cancer Center
Omaha, Nebraska
+1 402.559.5600 • unmc.edu/cancercenter

Fred Hutchinson Cancer Center
Seattle, Washington
+1 206.667.5000 • fredhutch.org

Huntsman Cancer Institute at the University of Utah
Salt Lake City, Utah
+1 800.824.2073 • huntsmancancer.org

Indiana University Melvin and Bren Simon
Comprehensive Cancer Center
Indianapolis, Indiana
+1 888.600.4822 • www.cancer.iu.edu

Mayo Clinic Comprehensive Cancer Center
Phoenix/Scottsdale, Arizona
Jacksonville, Floride
Rochester, Minnesota
+1 480.301.8000 • Arizona
+1 904.953.0853 • Floride
+1 507.538.3270 • Minnesota
mayoclinic.org/cancercenter

Memorial Sloan Kettering Cancer Center
New York, New York
+1 800.525.2225 • mskcc.org

Moffitt Cancer Center
Tampa, Floride
+1 888.663.3488 • moffitt.org

O'Neal Comprehensive Cancer Center at UAB
Birmingham, Alabama
+1 800.822.0933 • uab.edu/onealcancercenter

Robert H. Lurie Comprehensive Cancer Center
of Northwestern University
Chicago, Illinois
+1 866.587.4322 • cancer.northwestern.edu

Roswell Park Comprehensive Cancer Center
Buffalo, New York
+1 877.275.7724 • roswellpark.org

Siteman Cancer Center at Barnes-Jewish Hospital
and Washington University School of Medicine
St. Louis, Missouri
+1 800.600.3606 • siteman.wustl.edu

St. Jude Children's Research Hospital/
The University of Tennessee Health Science Center
Memphis, Tennessee
+1 866.278.5833 • stjude.org
+1 901.448.5500 • uthsc.edu

Stanford Cancer Institute
Stanford, Californie
+1 877.668.7535 • cancer.stanford.edu

The Ohio State University Comprehensive Cancer Center
- James Cancer Hospital and Solove Research Institute
Columbus, Ohio
+1 800.293.5066 • cancer.osu.edu

The Sidney Kimmel Comprehensive
Cancer Center at Johns Hopkins
Baltimore, Maryland
+1 410.955.8964
www.hopkinskimmelcancercenter.org

The UChicago Medicine Comprehensive Cancer Center
Chicago, Illinois
+1 773.702.1000 - uchicagomedicine.org/cancer

The University of Texas MD Anderson Cancer Center
Houston, Texas
+1 844.269.5922 • mdanderson.org

UC Davis Comprehensive Cancer Center
Sacramento, Californie
+1 916.734.5959 • +1 800.770.9261
health.ucdavis.edu/cancer

UC San Diego Moores Cancer Center
La Jolla, Californie
+1 858.822.6100 • *cancer.ucsd.edu*

UCLA Jonsson Comprehensive Cancer Center
Los Angeles, Californie
+1 310.825.5268 • *cancer.ucla.edu*

UCSF Helen Diller Family
Comprehensive Cancer Center
San Francisco, Californie
+1 800.689.8273 • *cancer.ucsf.edu*

University of Colorado Cancer Center
Aurora, Colorado
+1 720.848.0300 • *coloradocancercenter.org*

University of Michigan Rogel Cancer Center
Ann Arbor, Michigan
+1 800.865.1125 • *rogelcancercenter.org*

University of Wisconsin Carbone Cancer Center
Madison, Wisconsin
+1 608.265.1700 • *uwhealth.org/cancer*

UT Southwestern Simmons
Comprehensive Cancer Center
Dallas, Texas
+1 214.648.3111 • *utsouthwestern.edu/simmons*

Vanderbilt-Ingram Cancer Center
Nashville, Tennessee
+1 877.936.8422 • *vicc.org*

Yale Cancer Center/Smilow Cancer Hospital
New Haven, Connecticut
+1 855.4.SMILOW • *yalecancercenter.org*

Index

Made in the USA
Monee, IL
05 November 2026

67873650R10029